Dieta Vegana

Recetas Altamente Proteicas Para Mantenerse En Forma

(Come Deliciosas Recetas)

Albretch Estévez

Publicado Por Jason Thawne

© **Albretch Estévez**

Todos los derechos reservados

Dieta Vegana: Recetas Altamente Proteicas Para Mantenerse En Forma (Come Deliciosas Recetas)

ISBN 978-1-989749-67-8

Este documento está orientado a proporcionar información exacta y confiable con respecto al tema y asunto que trata. La publicación se vende con la idea de que el editor no esté obligado a prestar contabilidad, permitida oficialmente, u otros servicios cualificados. Si se necesita asesoramiento, legal o profesional, debería solicitar a una persona con experiencia en la profesión.

Desde una Declaración de Principios aceptada y aprobada tanto por un comité de la American Bar Association (el Colegio de Abogados de Estados Unidos) como por un comité de editores y asociaciones.

No se permite la reproducción, duplicado o transmisión de cualquier parte de este documento en cualquier medio electrónico o formato impreso. Se prohíbe de forma estricta la grabación de esta publicación así como tampoco se permite cualquier almacenamiento de este documento sin permiso escrito del editor. Todos los derechos reservados.

Se establece que la información que contiene este documento es veraz y coherente, ya que cualquier responsabilidad, en términos de falta de atención o de otro tipo, por el uso o abuso de cualquier política, proceso o dirección contenida en este documento será responsabilidad exclusiva y absoluta del lector receptor. Bajo ninguna circunstancia se hará responsable o culpable de forma legal al editor por cualquier reparación, daños o pérdida monetaria debido a la información aquí contenida, ya sea de forma directa o indirectamente.

Los respectivos autores son propietarios de todos los derechos de autor que no están en posesión del editor.

La información aquí contenida se ofrece únicamente con fines informativos y, como tal, es universal. La presentación de la información se realiza sin contrato ni ningún tipo de garantía.

Las marcas registradas utilizadas son sin ningún tipo de consentimiento y la publicación de la marca registrada es sin el permiso o respaldo del propietario de esta. Todas las marcas registradas y demás marcas incluidas en este libro son solo para fines de aclaración y son propiedad de los mismos propietarios, no están afiliadas a este documento.

TABLA DE CONTENIDO

PARTE 1 1

INTRODUCCIÓN 2

CAPÍTULO 1: BENEFICIOS DE LA OLLA DE COCCIÓN LENTA 4

CAPÍTULO 2: CHILIS VEGANOS EN OLLA DE COCCIÓN LENTA 8

CAPÍTULO 3: SOPAS VEGANAS EN OLLA DE COCCIÓN LENTA 23

CAPÍTULO 4: CURRIS VEGANOS EN OLLA DE COCCIÓN LENTA 41

CAPÍTULO 5: FAVORITOS REGIONALES VEGANOS EN OLLA DE COCCIÓN LENTA 57

CONCLUSIÓN: 74

PARTE 2 75

CAPÍTULO 1. LOS BENEFICIOS DE CONVERTIRSE EN VEGANO 76

EL VEGANISMO ES SINÓNIMO DE INNUMERABLES BENEFICIOS PARA LA SALUD 77

EL VEGANISMO APOYA LOS DERECHOS DE LOS ANIMALES 80

CAPÍTULO 2. CONVERTIRSE EN VEGANO DE UNA MANERA SALUDABLE 82

PLANIFIQUE SU DIETA VEGANA 82
QUÉ NUTRIENTES NECESITAN MÁS ATENCIÓN ... 86

CAPÍTULO 3. ADOPTE SU NUEVO ESTILO DE VIDA 89

ESCUCHE A SU CUERPO 90
LEA LAS ETIQUETAS DE LOS INGREDIENTES 91
VUELVA A ABASTECER SU COCINA 91
EMPIECE A COCINAR 92
AME SU VIDA VEGANA Y COMPARTA LOS BENEFICIOS CON LOS DEMÁS 93

CAPÍTULO 4. 20 DELICIOSAS RECETAS DE LA DIETA VEGANA 94

SALSA PARA PASTA ALFREDO 94
CARBONARA DE AGUACATE 97
ESTOFADO DE MANÍ 98
SOPA DE PAPA 100
ENSALADA DE VITAMINAS 101
VERDURAS DE VERANO AL HORNO 102
VEGETALES MIXTOS HORNEADOS 103
COLIFLOR FRITA 104
ESTOFADO DE FRIJOLES SALUDABLES 105
ESPINACAS CON ARROZ 106
ENSALADA DE LENTEJAS 107
BATIDO VERDE 108
CURRY VEGETAL 108
ENSALADA DE LIMÓN 109
ENSALADA DE ALMENDRAS Y COL RIZADA 111
SOPA DE GUISANTES 111

DESAYUNO REFRESCANTE DE ACAÍ 112
BATIDO DE JENGIBRE Y COCO 113

CAPÍTULO 5. MANTÉNGASE VEGANO 114

ENTRENA TU MENTE VEGANA 114
ÚNASE A UN GRUPO VEGANO 115
ORGANICE UNA FIESTA VEGANA 116
PREPÁRESE CUANDO VIAJE 116
ELIJA SU RESTAURANT 117
QUE LOS QUE ODIAN ODIEN 118

CONCLUSIÓN 120

Parte 1

Introducción

Si bien tomar la decisión de ser vegano debería hacerte sentir orgulloso por lo que estás haciendo en favor de otros seres vivos, es innegable que algunos días puede ser difícil encontrar el tiempo para preparar algo que sea fresco y saludable como uno quisiera. Es por esto que *Alimentación vegana: recetas veganas para cocinar en tu olla de cocción lenta* existe para que tengas todas las herramientas que necesitas para sostener tu compromiso con un estilo de vida vegano 24 horas al día, 365 día al año.

Aquí adentro encontrarás todo lo que necesitas para crear miles de chilis veganos, sopas veganas, curris veganos, así como favoritos regionales veganos de todo el mundo en una olla de cocción lenta. Prepárate para comer mejor y más rápido de lo que jamás imaginaste posible. Ya estás haciendo mucho por este planeta.Ahora prepárate para retribuirte algo a ti mismo; tus papilas gustativas te lo agradecerán.

Capítulo 1: Beneficios de la olla de cocción lenta

Desde su invención en la década de 1970, muchas personas han amado las ollas de cocción lenta por la libertad y las alternativas de preparación de comidas que brindan. Desde entonces, la cocción lenta de los alimentos se ha vuelto una alternativa popular en comparación con la intensa laborque implica cocinar frente a una hornalla durante una hora o más cada vez que se cocina. Las ollas de cocción lenta también son una excelente opción para quienes están buscando oportunidades de alimentación más saludable pero sienten que no tienen tiempo para preparar los alimentos de forma tradicional. La acción de la cocción lenta automáticamente combina diferentes sabores entre sí, creando gustos fantásticos sin necesidad de la prueba y error de los métodos de cocción más tradicionales.

Más aún, los estudios muestran que cocinar los alimentos de esta manera realmente mejora su valor nutricional incrementando la biodisponibilidad de los nutrientes. Esto es especialmente cierto en lo que respecta a el tomate, ya que se sabe que el tomate calentados producen más licopeno que sus homólogos crudos; dicha molécula es un antioxidante que se relaciona con la salud cardíaca.

Lo mismo sucede también para la luteína, un antioxidante que favorece la salud ocular y que se encuentra en la espinaca y el maíz en mayores cantidades luego de cocinar estos ingredientes utilizando una olla de cocción lenta. Las legumbres son las que tienen la mejor respuesta al calor, proporcionando hasta cuatro veces más antioxidantes después de haber sido cocinadas utilizando una olla de cocción lenta en comparación con su estado crudo.

Además, los alimentos que son cocinados a mayores temperaturas son más propensos a producir lo que se conoce como productos finales de glicación (AGEs, por sus siglas en inglés). Estos AGEs son un tipo de toxina que se absorbe fácilmente en el cuerpo durante la ingesta y se han vinculado a enfermedad renal, enfermedad de Alzheimer, problemas vasculares, diabetes, resistencia a la insulina e inflamación. Aquí es donde la cocción lenta se destaca de manera especial, ya que las bajas temperaturas típicamente utilizadas reducen el riesgo de que los vegetales desarrollen AGEs.

Además, utilizar una olla de cocción lenta permite disminuir la cantidad de alimentos procesados consumidos regularmente. Comenzar a cocinar una comida por la mañana y saber que te estará esperando al final del día facilita en gran medida el hecho de evitar comer alimentos procesados mientras volvemos a casa, e incluso permite llevar las sobras para el almuerzo del siguiente día, lo que implica que no se necesita recurrir a alimentos procesados cuando tratas de mantenerte activamente vegano.

A fin de obtener el mejor rendimiento de tu olla de cocción lenta, es importante considerar las diferencias entre esta y otras formas de preparación de alimentos y planificar en consecuencia. Los vegetales que son muy duros son una buena elección ya que se ablandarán adecuadamente con este proceso.

También es importante considerar cómo sazonar las comidas preparadas mediante cocción lenta a fin de asegurarse que los alimentos resulten lo más sabrosos posible. Siempre saltea los vegetales cuando sea posible para obtener sabores más plenos. Además, considera condimentar los alimentos más de lo habitual, ya que los sabores se mezclan y se atenúan más que con otros tipos de preparación.

Capítulo 2: Chilis veganos en olla de cocción lenta

Chili de trigo bulgur

Esta receta rinde 6 porciones y precisa alrededor de 15 minutos de preparación y 8 horas de cocción a fuego bajo.

Qué contiene
- Pimienta negra (a gusto)
- Sal (a gusto)
- Pimienta de Cayena (a gusto)
- Orégano (seco, 1 cdta.)
- Comino (1 cdta.)
- Polvo de chili (2 Cdas.)
- Cacao en polvo (2 Cdas.)
- Azúcar morena (2 Cdas.)
- Frijoles pintos (escurridos, 400 grs.)
- Frijoles colorados (escurridos, 400 grs.)
- Tomate (enlatados en cubos, 400 grs.)
- Café (filtrado, 1 taza)
- Caldo de vegetales (1 taza)
- Ajo (picado, 2 dientes)
- Pimiento colorado (en cubos, 1/2 taza)
- Champiñones (fileteados, 2 tazas)

- Cebolla amarilla (en cubos, 2 tazas)
- Trigo bulgur (3/4 taza)

Cómo se prepara

- Colocar el trigo bulgur en un recipiente grande y luego añadir agua hirviendo (2 tazas). Dejar el trigo en remojo durante 15 minutos. Escurrir y exprimir para eliminar todo exceso de agua.
- Combinar todos los ingredientes en la olla de cocción lenta y mezclar bien. Tapar la olla y cocinar a fuego bajo durante 8 horas.
- Sazonar a gusto, servir caliente y disfrutar.

Chili de calabaza y frijoles negros

Esta receta rinde 6 porciones y precisa alrededor de 10 minutos de preparación y 8 horas de cocción a fuego bajo.

Qué contiene

- Pimienta negra (a gusto)
- Sal (a gusto)
- Clavo de olor (en polvo, 1/4 cdta.)
- Nuez moscada (1/4 cdta.)
- Comino (1 cdta.)

- Canela (1 cdta.)
- Polvo de chili (1 Cda.)
- Pimiento amarillo mediano (en cubos, 1 unidad)
- Cebolla amarilla (en cubos, 2 tazas)
- Calabaza (hecha puré, 1 taza)
- Tomate (en cubos, 820 grs.)
- Frijoles negros (escurridos, 1275 grs.)

Cómo se prepara

- Combinar todos los ingredientes en una olla de cocción lenta de al menos 3,78 Lts.
- Tapar la olla y cocinar a fuego bajo durante 8 horas.
- Sazonar a gusto, servir caliente y disfrutar.

Chili de coliflor

Esta receta rinde 6 porciones y precisa alrededor de 15 minutos de preparación y 8 horas de cocción a fuego bajo.

Qué contiene

- Pimienta negra (a gusto)
- Sal (a gusto)
- Pimienta de Cayena (a gusto)

- Comino (2 cdtas.)
- Polvo de chili (1 Cda.)
- Azúcar morena (2 Cdas.)
- Salsa picante (1/2 taza)
- Chiles verdes (en cubos, 115 grs.)
- Tomate (enlatados con su jugo, en cubos, 800 grs.)
- Frijoles blancos (cocidos, 4 tazas)
- Cebolla blanca (en cubos, 2 tazas)
- Coliflor (flores, 4 tazas)

Cómo se prepara
- Combinar todos los ingredientes en una olla de cocción lenta de al menos 2,83 Lts.
- Tapar la olla y cocinar a fuego lento durante al menos 8 horas.
- Sazonar a gusto, servir caliente y disfrutar.

Chili de mango y frijoles negros
Esta receta rinde 6 porciones y precisa alrededor de 15 minutos de preparación y 8 horas de cocción a fuego bajo.
Qué contiene
- Pimienta negra (a gusto)

- Sal (a gusto)
- Mango (en cubos, 2 tazas)
- Pimienta de Jamaica (1/4 cdta.)
- Canela (1/2 cdta.)
- Pimentón (1/2 cdta.)
- Comino (1 cdta.)
- Polvo de chili (1 Cda.)
- Uvas pasas doradas (1/2 taza)
- Jugo de naranja (1/2 taza)
- Frijoles negros (cocidos, 4 tazas)
- Tomate (en cubos, 800 grs.)
- Chile jalapeño (en cubos, 1 unidad)
- Ajo (picado, 3 dientes)
- Cebolla amarilla (en cubos, 2 tazas)

Cómo se prepara

- Combinar todos los ingredientes (excepto el mango) en una olla de cocción lenta de al menos 2,83 Lts.
- Tapar la olla y cocinar a fuego bajo durante al menos 8 horas.
- Añadir el mango y mezclar bien. Continuar cocinando en cocción lenta durante otros 10 minutos.
- Sazonar a gusto, servir caliente y disfrutar.

Chili de frijoles negros, batata y quinoa

Esta receta rinde 6 porciones y precisa alrededor de 15 minutos de preparación y 8 horas de cocción a fuego bajo.

Qué contiene
- Pimienta negra (a gusto)
- Sal (a gusto)
- Pimienta de Cayena (a gusto)
- Pimentón (ahumado, 1/4 cdta.)
- Comino (2 cdtas.)
- Polvo de chili (1 Cda.)
- Cacao en polvo (2 Cdas.)
- Batatas (peladas y en cubos, 2 unidades)
- Chile jalapeño (picado y sin semillas, 1 unidad)
- Pimiento verde (en cubos, 1 unidad)
- Tomate (en cubos, 800 grs.)
- Caldo de vegetales (2 tazas)
- Frijoles negros (cocidos, 3 tazas)
- Quinoa (1/2 taza)

Cómo se prepara
- Combinar todos los ingredientes en una olla de cocción lenta de al menos 2,83

Lts.
- Tapar la olla y cocinar a fuego bajo durante al menos 8 horas.
- Sazonar a gusto, servir caliente y disfrutar.

Chili de calabaza y lentejas coloradas

Esta receta rinde 6 porciones y precisa alrededor de 10 minutos de preparación y 8 horas de cocción a fuego bajo.

Qué contiene
- Pimienta negra (a gusto)
- Sal (a gusto)
- Clavos de olor (1/4 cdta.)
- Canela (1/2cdta.)
- Comino (2 cdtas.)
- Polvo de chili (1 Cda.)
- Cacao en polvo (1 Cda.)
- Pimiento jalapeño (picado ysin semillas, 1 unidad)
- Cebolla amarilla (picada, 1 taza)
- Puré de calabaza (1 taza)
- Lentejas coloradas(1 taza)
- Tomate en cubos (850 grs.)
- Caldo de vegetales(2 tazas)
- Frijolescolorados(escurridos, 850 grs.)

Cómo se prepara
- Combinar todos los ingredientes en una olla de cocción lenta de al menos 2,83 Lts.
- Tapar la olla y cocinar a fuego bajo durante al menos 8 horas.
- Sazonar a gusto, servir caliente y disfrutar.

Chili de 3 frijoles
Esta receta rinde 6 porciones y precisa alrededor de 15 minutos de preparación y 8 horas de cocción a fuego bajo.
Qué contiene
- Pimienta negra (a gusto)
- Sal (a gusto)
- Salsa tabasco (a gusto)
- Orégano (1 cdta.)
- Comino (1 Cda.)
- Polvo de chili (2 Cdas.)
- Ajo (picado, 2 dientes)
- Cebolla amarilla (picada, 3 tazas)
- Pimientos verdes (picados, 3 tazas)
- Tomate(en cubos, 800 grs.)
- Frijoles negros (escurridos, 425 grs.)

- Frijoles colorados (escurridos, 425 grs.)
- Frijoles pintos (en salsa, 850 grs.)

Cómo se prepara

- Combinar todos los ingredientes en una olla de cocción lenta de al menos 3,78 Lts.
- Tapar la olla y cocinar a fuego bajo durante al menos 8 horas.
- Sazonar a gusto, servir caliente y disfrutar.

Chili blanco con chiles poblanos y quinoa

Esta receta rinde 6 porciones y precisa alrededor de 15 minutos de preparación y 8 horas de cocción a fuego bajo.

Qué contiene

- Pimienta negra (a gusto)
- Sal (a gusto)
- Salsa tabasco (a gusto)
- Quinoa (remojada y escurrida, 3/4 taza)
- Frijoles cannellini (cocidos, 4 tazas)
- Caldo de vegetales (3 tazas)
- Clavos de olor (en polvo, 1/4 cdta.)
- Pimentón (ahumado, 1/4 cdta.)
- Orégano (seco, 1 cdta.)

- Comino (2 cdtas.)
- Ajo (picado, 2 dientes)
- Pimiento verde (en cubos, 1 y 1/2 taza)
- Cebolla blanca (en cubos, 2 tazas)
- Aceite de oliva (1 Cda.)
- Chiles poblanos (250 grs.)

Cómo se prepara

- Encender el gratinador del horno a temperatura alta y colocar la bandeja a menos de mitad de camino desde la parte superior del horno.
- Colocar el chile sobre un papel para horno y llevarlo al horno. Cocinar durante 2 minutos hasta que un lado comience a oscurecerse; repetir con los otros lados.
- Después de retirar los chiles del horno, cubrirlos con papel de aluminio y dejar enfriar.
- Verter el aceite de oliva en una sartén y colocarla sobre una hornalla a fuego medio/alto. Añadir los pimientos verdes y las cebollas en cubos y cocinar durante 5 minutos.
- Añadir la sal, los clavos de olor, el

pimentón, el comino, el orégano y el ajo y revolver durante 60 segundos. Luego, añadir 1 taza de caldo de vegetales y mezclar bien. Colocar la mezcla junto con la salsa tabasco, la quinoa, los frijoles cannellini y el resto del caldo de vegetales en la olla de cocción lenta.
- Pelar los chiles y cortarlos en cubos, retirando las semillas, según se prefiera, colocarlos en la olla y mezclar bien.
- Tapar la olla y cocinar a fuego bajo durante al menos 8 horas.
- Sazonar a gusto, servir caliente y disfrutar.

Chili clásico
Esta receta rinde 4 porciones y precisa alrededor de 10 minutos de preparación y 8 horas de cocción a fuego bajo.
Qué contiene
- Pimienta negra (a gusto)
- Sal (a gusto)
- Salsa picante (a gusto)

- Pimienta de Cayena (1/2 cdta.)
- Orégano (1 cdta.)
- Pimentón (ahumado, 1 Cda.)
- Comino (1 Cda.)
- Polvo de chili (2 Cdas.)
- Azúcar morena (3 Cdas.)
- Ajo (picado, 4 dientes)
- Chile jalapeño (picado y sin semillas, 1/2 unidad)
- Pimiento colorado (en cubos, 1 unidad)
- Cebolla (en cubos, 1 unidad)
- Café (filtrado, 1/2 taza)
- Frijoles colorados (escurridos, 425 grs.)
- Frijoles negros (escurridos, 425 grs.)
- Tomate (escurridos y en cubos, 800 grs.)

Cómo se prepara
- Combinar todos los ingredientes en una olla de cocción lenta de al menos 2,83 Lts.
- Tapar la olla y cocinar a fuego bajo durante al menos 8 horas.
- Sazonar a gusto, servir caliente y disfrutar.

Chili de calabaza

Esta receta rinde 4 porciones y precisa alrededor de 10 minutos de preparación y 8 horas de cocción a fuego bajo.

Qué contiene

- Pimienta negra (a gusto)
- Sal (a gusto)
- Orégano (1 cdta.)
- Pimentón (ahumado, 1 Cda.)
- Polvo de chili (1 Cda.)
- Comino (2 Cdas.)
- Chiles chipotle en salsa adobo (picados y sin semillas, 2 unidades)
- Ajo (picado, 3 dientes)
- Maíz (en granos, 1 taza)
- Caldo de vegetales (2 tazas)
- Calabaza (pelada y en cubos, 4 tazas)
- Frijoles colorados (escurridos, 400 grs.)
- Tomate (en cubos, 400 grs.)
- Pimiento colorado (en cubos y sin semillas, 1 unidad)
- Cebolla blanca (en cubos, 1 unidad)

Cómo se prepara

- Combinar todos los ingredientes en una olla de cocción lenta de al menos 3,78 Lts.

- Tapar la olla y cocinar a fuego bajo durante al menos 8 horas.
- Sazonar a gusto, servir caliente y disfrutar.

Chili de tempeh
Esta receta rinde 12 porciones y precisa alrededor de 20 minutos de preparación y 6 horas de cocción a fuego bajo.
Qué contiene
- Pimienta negra (a gusto)
- Sal (a gusto)
- Perejil (picado, 1/2 taza)
- Nuez moscada (1/2 cdta., dividida en mitades)
- Pimentón (ahumado, 1/2 cdta., dividida en mitades)
- Comino (molido, 1 cdta., dividida en mitades)
- Polvo de chili (1 cdta., dividida en mitades)
- Pimienta de Cayena (1 cdta., dividida en mitades)
- Frijoles negros (425 grs.)
- Frijoles colorados (425 grs.)

- Caldo de vegetales (1 taza)
- Tomate (en cubos, 800 grs.)
- Tempeh (en cubos, 225 grs.)
- Cebolla amarilla (en cubos, 1 taza)
- Remolacha (pelada y en cubos, 1 taza)
- Zanahoria (pelada y en cubos, 1 taza)
- Chirivía (pelada y en cubos, 2 tazas)
- Batata (pelada y en cubos, 2 tazas)
- Nabo (pelado y en cubos, 2 tazas)
- Colinabo (pelado y en cubos, 2 tazas)

Cómo se prepara

- Colocar los vegetales en la olla de cocción lenta y mezclar bien formando la capa inferior. Añadir una capa de tempeh y luego el tomate, los frijoles y el caldo de vegetales.
- Tapar la olla y cocinar a fuego bajo durante 2 horas; luego, añadir la mitad de los condimentos. Después de otras 4 horas, añadir el resto de los condimentos y mezclar.
- Sazonar a gusto, servir caliente y disfrutar.

Capítulo 3: Sopas veganas en olla de cocción lenta

Sopa de arroz integral y frijoles negros
Esta receta rinde 6 porciones y precisa alrededor de 20 minutos de preparación y 7 horas de cocción a fuego bajo.
Qué contiene
- Pimienta negra (a gusto)
- Sal (a gusto)
- Arroz integral (cocido, 2 tazas)
- Salsa tabasco (a gusto)
- Pasta de tomate (2 Cdas.)
- Caldo de vegetales (4 tazas)
- Orégano (seco, 1 cdta.)
- Comino (1 cdta.)
- Polvo de chili (1 cdta.)
- Ajo (picado, 1 Cda.)
- Chile jalapeño (en cubos y sin semillas, 1 unidad)
- Zanahoria (en cubos, 1 taza)
- Cebolla amarilla (en cubos, 1 taza)
- Aceite de oliva (1 Cda.)
- Frijoles negros (1275 grs. escurridos +

425 grs.)

Cómo se prepara

- Colocar 1275 grs. de frijoles negros en una olla de cocción lenta de al menos 2,83 Lts.
- Verter el aceite de oliva en una sartén y colocar sobre una hornalla a fuego medio. Añadir la zanahoria y la cebolla y cocinar durante 5 minutos. Incorporar la pimienta, la sal, el orégano, el comino, el polvo de chili, el ajo y el chile jalapeño y revolver bien durante 60 segundos. Añadir la salsa tabasco, el caldo de vegetales y la pasta de tomate y mezclar bien. Verter la mezcla en la olla de cocción lenta.
- Tapar la olla y cocinar a fuego bajo durante al menos 8 horas.
- Licuar los ingredientes de la cocción y verter el resto de los frijoles y la sopa en la olla de cocción lenta y cocinar a fuego bajo una hora más.
- Sazonar a gusto, servir caliente y disfrutar.

Minestrón

Esta receta rinde 8 porciones y precisa alrededor de 35 minutos de preparación y 6 horas de cocción a fuego bajo.

Qué contiene

- Pimienta negra (a gusto)
- Sal (a gusto)
- Espinaca (picada, 4 tazas)
- Fideos codo (1/2 taza)
- Tomillo (seco, 3/4 cdta.)
- Orégano (seco, 1,5 cdtas.)
- Perejil (picado, 1 Cda.)
- Ajo (picado, 3 dientes)
- Zucchini (pelado y picado, 1 unidad pequeña)
- Frijoles verdes (1 taza)
- Zanahoria (pelada, 2 unidades)
- Apio (pelado y en cubos, 2 tallos)
- Cebolla amarilla (picada, 1 unidad)
- Frijoles colorados (escurridos, 425 grs.)
- Tomate (machacados, 800 grs.)
- Caldo de vegetales (6 tazas)

Cómo se prepara

- Colocar la sal, la pimienta negra, el tomillo, el orégano, el perejil, el ajo, el zucchini, los frijoles verdes, la

zanahoria, el apio, la cebolla, los frijoles colorados y el caldo de vegetales en una olla de cocción lenta de al menos 3,78 Lts. Tapar y cocinar a fuego bajo durante al menos 6 horas.
- Licuar los ingredientes cocidos utilizando una licuadora de mano.
- Añadir los fideos y cocinar durante 20 minutos más. Añadir la espinaca 5 minutos antes de servir.
- Sazonar a gusto, servir caliente y disfrutar.

Sopa crema de maíz
Esta receta rinde 6 porciones y precisa alrededor de 30 minutos de preparación y 8 horas y 20 minutos de cocción a fuego bajo.
Qué contiene
- Pimienta negra (a gusto)
- Sal (a gusto)
- Leche de almendra (1 taza)
- Sal Kosher (1 cdta.)
- Pimienta de Cayena (1/4 cdta.)
- Pimentón (ahumado, 1/2 cdta.)

- Comino (1 cdta.)
- Caldo de vegetales (4 tazas)
- Maíz (en grano, 4 tazas)
- Pimiento colorado (en cubos y sin semillas, 1 unidad)
- Cebolla amarilla (en cubos, 2 tazas)
- Aceite de oliva (2 Cdas.)

Cómo se prepara

- Verter el aceite de oliva en una sartén y colocar sobre una hornalla a fuego medio. Añadir la cebolla y cocinar hasta que se vuelva transparente.
- Colocar la sal, la pimienta de Cayena, el pimentón ahumado, el comino, el caldo de vegetales, un cuarto del maíz, las papas y el pimiento colorado en una olla de cocción lenta y mezclar bien.
- Tapar la olla y cocinar a fuego bajo durante al menos 8 horas.
- Utilizar una licuadora de mano para licuar la sopa y luego añadir el resto del maíz y la leche de almendra. Volver a tapar la olla y cocinar durante otros 20 minutos.
- Sazonar a gusto, servir caliente y

disfrutar.

Sopa de verdura clásica

Esta receta rinde 6 porciones y precisa alrededor de 15 minutos de preparación y 6 horas de cocción a fuego bajo.

Qué contiene
- Pimienta negra (a gusto)
- Sal (a gusto)
- Ajo en polvo (2 Cdas.)
- Romero (seco, 2 y 1/2 Cdas.)
- Aceite de oliva (6 Cdas.)
- Frijoles negros (escurridos, 425 grs.)
- Frijoles colorados (escurridos, 425 grs.)
- Caldo de vegetales (8 tazas)
- Tomate (en cubos, 800 grs.)
- Cebolla (picada, 350 grs.)
- Zanahoria (picada, 450 grs.)
- Coliflor (flores, 450 grs.)
- Brócoli (picado, 450 grs.)

Cómo se prepara
- Combinar todos los ingredientes en una olla de cocción lenta de al menos 4,73 Lts. y mezclar bien.
- Tapar la olla y cocinar a fuego bajo al

menos 6 horas. Luego utilizar una licuadora de mano y licuar bien.
- Sazonar a gusto, servir caliente y disfrutar.

Sopa china
Esta receta rinde 8 porciones y precisa alrededor de 30 minutos de preparación y 8 horas de cocción a fuego bajo.
Qué contiene la sopa
- Pimienta negra (a gusto)
- Sal (a gusto)
- Caldo de vegetales (1775 mL.)
- Salsa de soya (3 Cdas.)
- Pimentón colorado en hojuelas (1/2 cdta.)
- Pasta de jengibre (2 Cdas.)
- Pasta de ajo (2 Cdas.)
- Brotes de bambú (225 grs.)
- Castañas de agua (en láminas, 225 grs.)
- Apio (picado, 2 tallos)
- Zanahoria (picada, 1 taza)
- Cebolla amarilla (picada, 1 unidad)
- Chalota (picada, 6 unidades)
- Arveja china (o arveja de nieve) (en

rodajas, 30 grs.)
- Champiñones blancos (en rodajas, 115 grs.)
- Tofu (escurrido y en cubos, 225 grs.)
- Bok choy (o col china) (en rebanadas, 2 racimos)

Qué contiene la salsa
- Salsa de soya (2 Cdas.)
- Aceite de sésamo (1 cdta.)
- Jarabe de agave (2 Cdas.)
- Pasta de jengibre (2 Cdas.)

Cómo se prepara
- Combinar el caldo de vegetales, la salsa de soya, el pimentón en hojuelas, la pasta de jengibre, la pasta de ajo, los brotes de bambú, las castañas de agua, el apio, la zanahoria y la cebolla amarilla en una olla de cocción lenta de al menos 4,73 Lts.
- Tapar la olla y cocinar a fuego bajo al menos 7 horas. Añadir el resto de los ingredientes y cocinar una hora más. Licuar bien utilizando una licuadora de mano.
- Combinar bien los ingredientes de la

salsa y agregar a la sopa. Sazonar a gusto, servir caliente y disfrutar.

Sopa de lentejas, patatas y acelga

Esta receta rinde 6 porciones y precisa alrededor de 20 minutos de preparación y 8 horas de cocción a fuego bajo.

Qué contiene
- Sal (a gusto)
- Pimienta negra (a gusto)
- Salsa de soya (1 Cda.)
- Caldo de vegetales (6 tazas)
- Patatas (picadas, 4 unidades)
- Lentejas marrones (secas, 1 taza)
- Acelga (troceada, 1 ramo)
- Ajo (picado, 2 dientes)
- Zanahoria (en rodajas, 1 unidad)
- Apio (en rodajas, 1 tallo)
- Cebolla amarilla (picado, 1 unidad)
- Aceite de oliva (1 Cda.)

Cómo se prepara
- Verter el aceite en una sartén y colocarla sobre una hornalla a fuego medio. Añadir la acelga, el ajo, la zanahoria, el apio y la cebolla. Tapar y

cocinar durante 8 minutos, revolviendo cada un minuto.
- Colocar los ingredientes cocidos junto con la salsa de soya, el caldo de vegetales, las patatas y las lentejas en una olla de cocción lenta de al menos 5,68 Lts. y mezclar bien.
- Tapar la olla y cocinar a fuego bajo al menos 8 horas.
- Antes de finalizar la mayor parte de la cocción, agregar agua y una pizca de sal en una cacerola grande y colocarla sobre una hornalla a fuego alto. Cuando el agua comienza a hervir, añadir la acelga y cocinar durante 5 minutos.
- Incorporar la acelga a la olla de cocción lenta y utilizar una licuadora de mano para licuar la sopa hasta lograr la consistencia deseada.
- Sazonar a gusto, servir caliente y disfrutar.

Sopa de garbanzos y lentejas coloradas
Esta receta rinde 8 porciones y precisa alrededor de 15 minutos de preparación y

4 horas de cocción a fuego alto.

Qué contiene

- Sal (a gusto)
- Pimienta negra (a gusto)
- Tomate (en cubos, 800 grs.)
- Caldo de vegetales (5 tazas)
- Garbanzos (escurridos, 850 grs.)
- Lentejas coloradas (1 taza)
- Tomillo (seco, 1/2 cdta.)
- Pimentón (ahumado, 2 cdtas.)
- Ajo (picado, 2 Cdas.)
- Aceite de oliva (1 Cda.)
- Cebolla amarilla (en cubos, 1 unidad)

Cómo se prepara

- Colocar el aceite de oliva en una sartén y colocarla sobre una hornalla a fuego alto/medio. Añadir la cebolla y cocinar durante 5 minutos. Incorporar la pimienta, la sal, el tomillo, el pimentón y el ajo y cocinar todo durante 2 minutos más.
- Colocar los ingredientes cocidos en una olla de cocción lenta de al menos 3,31 Lts. Agregar el caldo de vegetales, los garbanzos y las lentejas coloradas y

tapar. Cocinar durante 2 horas a fuego fuerte.
- Luego, añadir el tomate en cubos y cocinar durante 2 horas más. Licuar bien utilizando una licuadora de mano.
- Sazonar a gusto, servir caliente y disfrutar.

Sopa de mezcla de frijoles

Esta receta rinde 6 porciones y precisa alrededor de 10 minutos de preparación y 6 horas de cocción a fuego bajo.

Qué contiene
- Sal (a gusto)
- Pimienta negra (a gusto)
- Tomillo (1 Cda.)
- Caldo de vegetales (7 tazas)
- Ajo (picado, 4 dientes)
- Zanahoria (picada, 4 unidades)
- Cebolla (picada, 1 unidad)
- Mezcla de granos y frijoles para sopa (1 y 1/2 taza)

Cómo preparar
- En un recipiente con agua, dejar remojando la mezcla de granos y

frijolesdurante toda la noche previa.
- Combinar todos los ingredientes en una olla de cocción lenta de al menos 4,73 Lts. y mezclar bien.
- Tapar la olla y cocinar a fuego bajo durante al menos 8 horas. Luego, licuar bien utilizando una licuadora de mano.
- Sazonar a gusto, servir caliente y disfrutar.

Sopa de curry tailandesa
Esta receta rinde 6 porciones y precisa alrededor de 15 minutos de preparación y 8 horas de cocción a fuego bajo.
Qué contiene
- Sal (a gusto)
- Pimienta negra (a gusto)
- Pasta de curry colorado tailandesa (3 Cdas.)
- Leche de coco (415 mL.)
- Caldo de vegetales (4 tazas)
- Cebolla amarilla (en cubos, 1 unidad)
- Calabaza (en cubos, 8 tazas)

Cómo se prepara
- Combinar todos los ingredientes,

excepto la pasta de curry colorado tailandesa y la leche de coco, en una olla de cocción lenta de al menos 3,78 Lts. y mezclar bien.
- Tapar la olla y cocinar a fuego bajo al menos 7,5 horas. Utilizar la licuadora de mano y licuar bien. Luego, añadir la pasta de curry colorado tailandesa y la leche de coco. Volver a tapar la olla y cocinar otros 30 minutos.
- Sazonar a gusto, servir caliente y disfrutar.

Sopa de calabaza de verano y frijoles blancos

Esta receta rinde 4 porciones y precisa alrededor de 20 minutos de preparación y 8 horas y 30 minutos de cocción a fuego bajo.

Qué contiene
- Sal (a gusto)
- Pimienta negra (a gusto)
- Albahaca (7 hojas trituradas)
- Agua (4 tazas)
- Pimentón (ahumado, 1/2 cdta.)

- Aliño italiano (2 cdtas.)
- Ajo (picado, 2 dientes)
- Cebolla amarilla (en cubos, 1 taza)
- Patata (en cubos, 1 y 1/2 taza)
- Calabaza de verano (en cubos, 2 tazas)
- Tomate (en cubos, 400 grs.)
- Frijoles cannelloni (escurridos, 400 grs.)

Cómo se prepara

- Combinar todos los ingredientes, excepto las hojas de albahaca, en una olla de cocción lenta de al menos 3,31 Lts. y mezclar bien.
- Tapar la olla y cocinar a fuego bajo durante al menos 8 horas. Utilizar una licuadora de mano para licuar bien.
- Añadir las hojas de albahaca, sazonar a gusto, servir caliente y disfrutar.

Sopa de pasta y vegetales

Esta receta rinde 6 porciones y precisa alrededor de 15 minutos de preparación y 8 horas de cocción a fuego bajo.

Qué contiene

- Sal (a gusto)
- Pimienta negra (a gusto)

- Vinagre de vino tinto (2 Cdas.)
- Pasta (1 taza)
- Tomate (400 grs.)
- Frijoles colorados (escurridos, 425 grs.)
- Zucchini (en cubos, 1 unidad)
- Zanahoria (en cubos y pelada, 1 taza)
- Repollo (picado, 4 tazas)
- Caldo de vegetales (4 tazas)
- Aliño italiano (2 cdtas.)
- Ajo (picado, 2 dientes)
- Cebolla (en cubos, 1 unidad)
- Aceite de oliva (2 cdtas.)

Cómo se prepara

- Verter el aceite de oliva en una sartén y colocarla sobre una hornalla a fuego medio. Incorporar las cebollas y cocinar durante 6 minutos. Luego, añadir la pimienta, la sal y el aliño italiano y cocinar durante 1 minuto. Añadir 1/2 taza de caldo y luego verter todo en una olla de cocción lenta de al menos 3,78 Lts.
- Añadir el resto del caldo junto con el tomate, los frijoles, el zucchini, la zanahoria y el repollo. Tapar y cocinar a

fuego bajo durante al menos 7,5 horas. Luego, utilizar una licuadora de mano y licuar bien. Añadir la pasta, volver a tapar y cocinar durante 30 minutos.
- Incorporar el vinagre de vino tinto, sazonar a gusto, servir caliente y disfrutar.

Sopa de coliflor con arvejas partidas
Esta receta rinde 8 porciones y precisa alrededor de 10 minutos de preparación y 6 horas de cocción a fuego bajo.
Qué contiene
- Sal (a gusto)
- Pimienta negra (a gusto)
- Laurel (1 hoja partida)
- Tomillo (1/2 cdta.)
- Salvia (1/2 cdtas.)
- Comino (1 cdta.)
- Caldo de vegetales (6 tazas)
- Arvejas partidas (secas, 2 tazas)
- Coliflor (picado, 3 tazas)
- Ajo (picado, 2 dientes)
- Apio (en cubos, 1 tallo)
- Cebolla (en cubos, 2 tazas)

- Aceite de oliva (1 Cda.)

Cómo se prepara

- Verter el aceite de oliva en una sartén y colocarla sobre una hornalla a fuego medio. Incorporar el apio y la cebolla y cocinar durante 5 minutos. Añadir el ajo y cocinar durante 60 segundos.
- Combinar todos los ingredientes en una olla de cocción lenta de al menos 4,25 Lts. y mezclar bien.
- Tapar y cocinar a fuego bajo durante al menos 8 horas. Luego, utilizar una licuadora de mano y licuar bien.
- Sazonar a gusto, servir caliente y disfrutar.

Capítulo 4: Curris veganos en olla de cocción lenta

Curry de lentejas coloradas, garbanzos y calabaza

Esta receta rinde 6 porciones y precisa alrededor de 10 minutos de preparación y 8 horas de cocción a fuego bajo.

Qué contiene
- Sal (a gusto)
- Pimienta negra (a gusto)
- Leche de coco (450 mL.)
- Pimienta de Cayena (1/4 cdta.)
- Polvo de curry (1 Cda.)
- Puré de calabaza (1 taza)
- Lentejas coloradas (escurridas, 1 taza)
- Caldo de vegetales (2 tazas)
- Ajo (picado, 2 dientes)
- Cebolla amarilla (en cubos, 1 unidad)
- Garbanzos (escurridos, 850 grs.)

Cómo se prepara
- Combinar todos los ingredientes, excepto la leche de coco, en una olla de cocción lenta de al menos 2,83 Lts. y

mezclar bien.
- Tapar y cocinar a fuego bajo durante al menos 8 horas. Treinta minutos antes de finalizar la cocción añadir la leche de coco.
- Servir sobre arroz de coliflor, sazonar, servir caliente y disfrutar.

Curry de garbanzos

Esta receta rinde 6 porciones y precisa alrededor de 10 minutos de preparación y 8 horas de cocción a fuego bajo.

Qué contiene
- Sal (a gusto)
- Garbanzos (escurridos, 850 grs.)
- Tomates (enteros, pelados y en su jugo, 800 grs.)
- Pimienta de Cayena (1/4 cdta.)
- Coriandro (molido, 1/2 cdta.)
- Garam masala (1 cdta.)
- Comino (2 cdtas.)
- Cardamomo (triturado y sin semillas, 3 vainas)
- Jengibre (picado, 1 Cda.)
- Ajo (picado, 1 Cda.)

- Cebolla amarilla (en cubos, 1 unidad)
- Aceite de oliva (2 Cdas.)

Cómo se prepara

- Verter el aceite de oliva en una sartén y colocarla sobre una hornalla a fuego medio.
- Incorporar la cebolla y cocinar durante 7 minutos. Luego, añadir el ajo y cocinar un minuto más.
- Agregar la sal, la pimienta de Cayena, el coriandro, el garam masala, el comino, el cardamomo y el jengibre y cocinar durante 30 segundos. Añadir el tomate y mezclar bien.
- Colocar los ingredientes cocidos en una olla de cocción lenta de al menos 3,78 Lts., añadir los garbanzos y mezclar bien.
- Tapar la olla y cocinar a fuego bajo durante al menos 8 horas.
- Servir sobre arroz de coliflor, sazonar a gusto, servir caliente y disfrutar.

Curry de patatas con garbanzos

Esta receta rinde 4 porciones y precisa

alrededor de 20 minutos de preparación y 4 horas de cocción a fuego bajo.

Qué contiene
- Sal (a gusto)
- Garbanzos (escurridos, 850 grs.)
- Cilantro (picado, 1 ramo)
- Lima (1 unidad)
- Patatas coloradas (en cubos, 500 grs.)
- Caldo de vegetales (1 taza)
- Pasta de tomate (2 Cdas.)
- Tomate (en cubos, 400 grs.)
- Pimentón en hojuelas (1/4 cdta.)
- Cúrcuma (1/4 cdta.)
- Jengibre (molido, 1/2 cdta.)
- Garam masala (1/2 cdta.)
- Comino (2 cdtas.)
- Coriandro (2 cdtas.)
- Ajo (picado, 2 dientes)
- Cebolla amarilla (en cubos, 2 tazas)
- Aceite de oliva (2 cdtas.)

Cómo se prepara
- Verter el aceite de oliva en una sartén y colocarla sobre una hornalla a fuego medio. Incorporar la cebolla y cocinar durante 5 minutos. Luego, añadir la sal,

el pimentón en hojuelas, la cúrcuma, el jengibre molido, el garam masala, el comino, el coriandro y el ajo. Revolver bien y cocinar durante un minuto.
- Agregar el caldo de vegetales y la pasta de tomate y revolver bien. Colocar los ingredientes cocidos en una olla de cocción lenta de al menos 2,83 Lts., mezclar bien e incorporar el resto de los ingredientes.
- Tapar la olla y cocinar a fuego bajo durante al menos 8 horas.
- Servir sobre arroz de coliflor, sazonar a gusto, servir caliente y disfrutar.

Dal de lentejas
Esta receta rinde 12 porciones y precisa alrededor de 10 minutos de preparación y 5 horas de cocción a fuego bajo.
Qué contiene
- Sal (a gusto)
- Jugo de limón (a gusto)
- Cilantro (a gusto)
- Pimienta negra (1/4 cdta.)
- Semillas de hinojo (1 cdta.)

- Semillas de comino (2 cdtas.)
- Semillas de mostaza (2 cdtas.)
- Semillas de cebolla (2 cdtas.)
- Semillas de fenogreco (2 cdtas.)
- Laurel (1 hoja partida)
- Cardamomo (3 vainas)
- Cúrcuma (1 Cda.)
- Jengibre (2 Cdas.)
- Ajo (picado, 4 dientes)
- Cebolla (en cubos, 1 unidad)
- Tomate (en cubo, 800 grs.)
- Lentejas coloradas (1 y 1/2 taza)
- Arvejas partidas (1 y 1/2 taza)

Cómo se prepara

- Colocar las arvejas partidas y las lentejas en un recipiente, llenarlo con agua y remojar durante 10 minutos. Escurrirlas, enjuagarlas y colocarlas en una olla de cocción lenta de al menos 3,78 Lts. Añadir la pimienta negra, la sal, la hoja de laurel, las vainas de cardamomo, la cúrcuma, el jengibre, el ajo, la cebolla, el tomate y 6 tazas de agua.
- Colocar las semillas de comino, de

fenogreco, de cebolla y de mostaza en una sartén y llevarla a fuego medio. Tostar las semillas hasta que comiencen a liberar sus aromas y añadirlas a la olla de cocción lenta.
- Tapar y cocinar a fuego bajo durante al menos 8 horas.
- Servir sobre arroz de coliflor, sazonar a gusto, servir caliente y disfrutar.

Curry de lentejas
Esta receta rinde 8 porciones y precisa alrededor de 10 minutos de preparación y 6 horas de cocción a fuego bajo.
Qué contiene
- Sal (a gusto)
- Cilantro (picado, 1/4 taza)
- Jugo de lima (1 Cda.)
- Azúcar (2 cdtas.)
- Pimienta de Cayena (1/2 cdta.)
- Comino (1/2 cdta.)
- Coriandro (molido, 1/2 cdta.)
- Pasta de curry (2 Cdas.)
- Caldo de vegetales (4 tazas)
- Jengibre (molido, 1 cdta.)

- Ajo (picado, 1 Cda.)
- Cebolla amarilla (picada, 1 unidad)
- Tomate (en cubos, 400 grs.)
- Coliflor (flores, 2 tazas)
- Espinaca (285 grs.)
- Lentejas coloradas (2 tazas)

Cómo se prepara

- Colocar todos los ingredientes, excepto el cilantro y el jugo de lima, en una olla de cocción lenta de al menos 2,83 Lts.
- Tapar y cocinar a fuego bajo durante al menos 8 horas.
- Servir sobre arroz de coliflor, sazonar con jugo de lima y cilantro, servir caliente y disfrutar.

Curry de tofu

Esta receta rinde 6 porciones y precisa alrededor de 10 minutos de preparación y 6 horas de cocción a fuego bajo.

Qué contiene

- Sal (a gusto)
- Pimienta negra (a gusto)
- Cilantro (picado, 3 Cdas.)
- Aceite de canola (1 Cda.)

- Tofu (escurrido, 400 grs.)
- Leche de coco (400 mL.)
- Tomate (en cubos y en su jugo, 400 grs.)
- Garbanzos (escurridos, 450 grs.)
- Ajo (picado, 2 dientes)
- Sal (1 1/4 cdta.)
- Jengibre (rallado, 1 Cda.)
- Azúcar morena (1 Cda.)
- Polvo de curry (1 Cda.)
- Cebolla amarilla (picada, 1 taza)
- Coliflor (flores, 2 tazas)
- Batata (en cubos, 2 tazas)

Cómo se prepara

- Colocar la batata, el coliflor, la cebolla, el polvo de curry, el azúcar morena, el jengibre, la sal, el ajo, los garbanzos, el tomate y la leche de coco en una olla de cocción lenta de al menos 3,78 Lts. Tapar y cocinar durante 5,5 horas.
- Verter el aceite de oliva en una sartén y colocarla sobre una hornalla a fuego alto/medio. Añadir el tofu y cocinar durante 8 minutos. Luego, incorporar en la olla de cocción lenta y cocinar durante 30 minutos.

- Servir sobre arroz de coliflor, sazonar a gusto, servir caliente y disfrutar.

Curry clásico con vegetales
Esta receta rinde 8 porciones y precisa alrededor de 15 minutos de preparación y 6 horas de cocción a fuego bajo.
Qué contiene
- Sal (a gusto)
- Leche de coco (1/2 taza)
- Arvejas (1/2 taza)
- Caldo de vegetales (2 tazas)
- Tomate (en cubo, 1 taza)
- Garbanzos (escurridos, 3 tazas)
- Patatas coloradas (en cuartos, 4 unidades)
- Cúrcuma (1/2 cdta,)
- Garam masala (1/2 cdta.)
- Comino (1 cdta.)
- Polvo de curry (2 Cdas.)
- Ajo (en rodajas, 3 dientes)
- Cebolla (en rodajas, 1 unidad)
- Zanahoria (en rodajas, 2 tazas)
- Aceite de canola (1 Cda.)

Cómo se prepara

- Verter el aceite de canola en una sartén y colocar sobre una hornalla a fuego medio. Añadir la cebolla junto con la zanahoria y cocinar durante 3 minutos. Luego, agregar la cúrcuma, el garam masala, el comino, el polvo de curry y el ajo y cocinar durante 2 minutos.
- Colocar los ingredientes cocidos en una olla de cocción lenta de al menos 2,83 Lts. Agregar el caldo de vegetales, el tomate, los garbanzos y las patatas.
- Tapar la olla y cocinar a fuego bajo durante al menos 5,5 horas. Luego, añadir la leche de coco y las arvejas y cocinar durante 30 minutos.
- Servir sobre arroz de coliflor, sazonar a gusto, servir y disfrutar.

Curry de batata
Esta receta rinde 8 porciones y precisa alrededor de 15 minutos de preparación y 6 horas de cocción a fuego bajo.
Qué contiene
- Sal (a gusto)
- Hojas de espinaca (picadas, 1 y 1/2

taza)
- Leche de coco (1/2 taza)
- Pimienta molida (1/2 cdta.)
- Caldo de vegetales (415 mL.)
- Tomate (en cubos, 400 grs.)
- Garbanzos (2 y 1/2 tazas)
- Coliflor (flores, 2 tazas)
- Batata (en cubos, 2 tazas)
- Pasta de curry (1/4 taza)
- Ajo (picado, 2 dientes)
- Manzana Gala (en cubos, 1 unidad)
- Cebolla amarilla (en cubos, 1/2 unidad)
- Aceite de canola (1 cdta.)

Cómo se prepara

- Verter el aceite en una sartén y colocar sobre una hornalla a fuego medio. Añadir el jengibre, la manzana, la cebolla y cocinar durante 7 minutos.
- Agregar el ajo y cocinar brevemente. Luego, incorporar la pasta de curry y cocinar durante 3 minutos, revolviendo constantemente.
- Colocar los ingredientes cocidos en una olla de cocción lenta de al menos 2,83 Lts. y añadir el caldo de vegetales, el

tomate en cubos, los garbanzos, el coliflor y la batata.
- Tapar la olla y cocinar a fuego bajo durante al menos 6 horas.
- Agregar la espinaca y la leche de coco, mezclar bien, servir sobre arroz de coliflor, sazonar a gusto, servir caliente y disfrutar.

Curry amarillo
Esta receta rinde 8 porciones y precisa alrededor de 15 minutos de preparación y 8 horas de cocción a fuego bajo.
Qué contiene
- Sal (a gusto)
- Limoncillo (o lemongrass) (capa interna picada, 1 cdta.)
- Ajo (picado, 3 dientes)
- Jengibre (picado, 1 Cda.)
- Coriandro (1 cdta.)
- Cúrcuma (1 cdta.)
- Comino (1/2 cdta.)
- Garam masala (1 cdta.)
- Leche de coco (450 mL.)
- Caldo de vegetales (3/4 taza)

- Uvas pasas doradas (1 taza)
- Arvejas (1 taza)
- Zanahoria (pelada y picada, 2 tazas)
- Patata (en cubos, 2 tazas)
- Cebolla dulce (picada, 2 tazas)
- Pimiento anaranjado (picado, 1/2 taza)
- Garbanzos (escurridos, 425 grs.)

Cómo se prepara
- Colocar todos los ingredientes en una olla de cocción lenta de al menos 2,83 Lts.
- Tapar la olla y cocinar a fuego bajo durante al menos 8 horas.
- Servir sobre arroz de coliflor, sazonar a gusto, servir caliente y disfrutar.

Curry verde

Esta receta rinde 4 porciones y precisa alrededor de 30 minutos de preparación y 8 horas de cocción a fuego bajo.

Qué contiene
- Sal (a gusto)
- Berenjena (picada, 1 unidad)
- Arvejas (3/4 taza)
- Pimiento (en tiras, 1/2 taza)

- Cebolla amarilla (picada, 1 unidad)
- Azúcar de coco (1 Cda.)
- Cúrcuma (1/2 cdta.)
- Jengibre (picado, 1 Cda.)
- Pasta de curry verde (1/4 taza)
- Caldo de vegetales (1 taza)
- Leche de coco (425 mL.)
- Tofu (prensado, escurrido y en cubos, 450 grs.)

Cómo se prepara

- Colocar el azúcar de coco, la sal, la cúrcuma, el jengibre, la pasta de curry, el caldo de vegetales y la leche de coco en una olla de cocción lenta de al menos 3,78 Lts. y mezclar bien,
- Agregar el resto de los ingredientes, excepto el tofu, tapar la olla y cocinar a fuego bajo durante al menos 6 horas.
- Verter el aceite en una sartén y colocar sobre una hornalla a fuego medio. Añadir el tofu y cocinar durante 4 minutos de cada lado.
- Agregar el tofu al curry cuando falten 30 minutos para finalizar la cocción.
- Servir sobre arroz de coliflor, sazonar a

gusto, servir caliente y disfrutar.

Capítulo 5: Favoritos regionales veganos en olla de cocción lenta

Frijoles cabecita negra (o carilla)

Esta receta rinde 2 porciones y precisa alrededor de 15 minutos de preparación y 9 horas de cocción a fuego bajo.

Qué contiene
- Sal (a gusto)
- Humo líquido (a gusto)
- Especias cajún (1 cdta.)
- Ajo (picado, 1 diente)
- Pimiento (picado, 2 Cdas.)
- Mijo (1/4 taza)
- Zanahoria (picada, 1/3 taza)
- Frijoles cabecita negra (o carilla) (secos, 1/3 taza)
- Agua (2 tazas)
- Pasta de tomate (2 Cdas.)
- Hojas de col (1 taza)

Cómo se prepara
- En una olla de cocción lenta de al

menos 4,73 Lts., añadir el humo líquido, las especias cajún, el ajo, el pimiento, el mijo, la zanahoria, los frijoles cabecita negra y el agua y mezclar bien.
- Tapar la olla y cocinar durante 9 horas.
- Media hora antes de servir, añadir la pasta de tomate junto con las hojas de col y mezclar bien.
- Sazonar a gusto, servir caliente y disfrutar.

Quinoa en olla de cocción lenta

Esta receta rinde 4 porciones y precisa alrededor de 5 minutos de preparación y 3 horas de cocción a fuego alto.

Qué contiene
- Sal (a gusto)
- Caldo de vegetales (2 tazas)
- Chiles chipotle en salsa adobo (1 y 1/2 cdta.)
- Pimienta negra (a gusto)
- Ajo (picado, 1 Cda.)
- Comino (1/2 Cda.)

- Cebolla (picada, 1/2 taza)
- Tomate Roma (picado, 1 taza)
- Pimiento colorado (picado, 1 taza)
- Frijoles negros (picados, 1/2 taza)
- Garbanzos (escurridos, 3/5 taza)
- Maíz (en granos, 1 taza)
- Quinoa (1 taza)

Cómo se prepara

- Utilizando aceite en aerosol, lubricar una olla de cocción lenta de al menos 2,83 Lts. e incorporar la salsa adobo, la pimienta, la sal, el ajo, el comino, la cebolla, el tomate, el pimiento colorado, los frijoles negros, los garbanzos, el maíz y la quinoa y mezclar bien.
- Agregar el caldo de vegetales y mezclar bien. Tapar la olla y cocinar durante 3 horas a fuego alto.
- Sazonar a gusto, servir caliente y disfrutar.

Bol mejicano con arroz integral

Esta receta rinde 6 porciones y precisa

alrededor de 5 minutos de preparación y 2 horas de cocción a fuego alto.

Qué contiene la preparación principal
- Sal (a gusto)
- Pimienta negra (a gusto)
- Frijoles negros (escurridos, 850 grs.)
- Chiles verdes (en su jugo y en cubos, 115 grs.)
- Pimiento verde (picado, 1 unidad)
- Pimiento colorado (picado, 1 unidad)
- Cebolla (picada, 1 taza)
- Caldo de vegetales (2 tazas)
- Arroz integral de grano largo (1 taza)

Qué contiene la salsa
- Pimienta negra (a gusto)
- Sal (a gusto)
- Comino (1/2 cdta.)
- Aceite de oliva (2 Cdas.)
- Jugo de lima (3 Cdas.)
- Aguacate (en cubos, 1 unidad)
- Cilantro (1/2 taza)
- Cebolla de verdeo (en juliana, 1/2 taza)
- Chile poblano (en cubos, 1 unidad)
- Tomate (en cubos, 1/2 taza)

Cómo se prepara

- En una olla de cocción lenta de al menos 2,83 Lts., incorporar la cebolla, el caldo de vegetales y el arroz y cocinar durante 90 minutos a fuego alto.
- Luego, agregar los frijoles negros, los chiles verdes, el pimiento verde y el pimiento colorado, revolviendo bien. Sazonar a gusto y cocinar 30 minutos más.
- Combinar todos los ingredientes para la salsa, mezclar bien y añadir a la preparación anterior a gusto.
- Sazonar a gusto, servir caliente y disfrutar.

Bulgogi de jaca (jackfruit)

Esta receta rinde 12 porciones y precisa alrededor de 10 minutos de preparación y 6 horas de cocción a fuego bajo.

Qué contiene
- Sal (a gusto)
- Pimienta negra (a gusto)
- Agua (1/2 taza)

- Aceite de sésamo (4 Cdas.)
- Pera verde (sin semillas y picada, 1 unidad)
- Cebolla (pelada y en juliana, 1 unidad)
- Ajo (picado, 8 dientes)
- Jengibre (picado, 2 Cdas.)
- Mirín (1 taza)
- Jarabe de agave (1/2 taza)
- Salsa de soya (1/4 taza)
- Tamari (1/2 taza)
- Jaca (jackfruit) verde (en salmuera, escurrida, 1125 grs.)

Cómo se prepara

- Colocar todos los ingredientes en una olla de cocción lenta de al menos 2,83 Lts.
- Tapar la olla y cocinar durante al menos 6 horas a fuego bajo.
- Trozar la jaca (jackfruit), sazonar a gusto, servir caliente y disfrutar.

Pastel del pastor con lentejas

Esta receta rinde 6 porciones y precisa alrededor de 10 minutos de preparación y

6 horas de cocción a fuego bajo.

Qué contiene

- Sal (a gusto)
- Pimienta negra (a gusto)
- Batatas (4 tazas)
- Arvejas (1 taza)
- Caldo de vegetales (2 tazas)
- Tomate (en cubos, 400 grs.)
- Lentejas (1 y 1/2 taza)
- Tomillo (1/2 taza)
- Ajo (picado, 2 dientes)
- Zanahoria (pelada y en cubos, 2 unidades)
- Apio (en cubos, 4 tallos)
- Aceite de oliva (1 Cda.)
- Cebolla amarilla (en cubos, 1 unidad)

Cómo se prepara

- En una olla de cocción lenta de al menos 3,78 Lts. colocar, formando capas, el caldo de vegetales, el tomate, las lentejas, la pimienta, el tomillo, la sal, el ajo, el apio, la zanahoria, el aceite de oliva y la cebolla.
- Tapar la olla y cocinar durante al menos 6 horas a fuego bajo.

- Colocar en un recipiente con batatas horneadas, sazonar a gusto, servir caliente y disfrutar.

Rollos de repollo

Esta receta rinde 2 porciones y precisa alrededor de 45 minutos de preparación y 8 horas de cocción a fuego bajo.

Qué contiene
- Sal (a gusto)
- Pimienta negra (a gusto)
- Agua (1/4 taza)
- Salsa marinara (3 tazas)
- Aceite de oliva (1 Cda.)
- Eneldo (2 Cdas.)
- Ajo (picado, 2 dientes)
- Uvas pasas doradas (1/4 taza)
- Piñones (tostados, 1/4 taza)
- Champiñones (55 grs.)
- Cebolla (en cubos, 1/2 taza)
- Arroz de grano largo (cocido, 1 taza)
- Lentejas (cocidas, 1 taza)
- Repollo (1 cabeza, sin las hojas externas)

Cómo se prepara

- Llenar una cacerola grande con agua y una pizca de sal y llevar a hervor. Incorporar el repollo y cocinar durante 5 minutos. Escurrir el repollo y quitar hasta 8 hojas. Volver a hervir según sea necesario.
- En un recipiente mediano combinar la sal, el aceite de oliva, el eneldo, el ajo, las uvas pasas, los piñones, los hongos, la cebolla, el arroz y las lentejas.
- Colocar 1/2 taza de la mezcla previa en una hoja de repollo y enrollar como un burrito. Repetir hasta utilizar toda la preparación.
- En una olla de cocción lenta de al menos 2,83 Lts. incorporar la salsa marinara y el 1/4 taza de agua y mezclar bien.
- Colocar los rollos en la olla de cocción lenta, tapar y cocinar a fuego lento durante al menos 8 horas.
- Sazonar a gusto, cubrir con salsa marinara, servir caliente y disfrutar.

Vegetales en salsa barbacoa con tofu

Esta receta rinde 4 porciones y precisa alrededor de 15 minutos de preparación y 4 horas de cocción a fuego alto.

Qué contiene la salsa
- Sal (a gusto)
- Pimienta negra (a gusto)
- Agua (2 Cdas.)
- Polvo de cinco especias (1/4 cdta.)
- Melaza (2 cdtas.)
- Pimienta colorada (1/4 cdta.)
- Mostaza marrón (1 Cda.)
- Salsa de soya (1 Cda.)
- Vinagre de vino de arroz (2 Cdas.)
- Salsa hoisin (1/4 taza)
- Salsa de tomate (235 mL.)
- Jengibre (2 cdtas.)
- Ajo (picado, 3 dientes)
- Cebolla (picada, 1 unidad)

Qué contiene la preparación principal
- Tofu (escurrido, prensado y en rodajas, 500 grs.)
- Castañas de agua (en rodajas, 225 grs.)

- Pimiento verde (en cubos, 1/2 unidad)
- Zucchini (en cubos, 2 unidades)
- Brócoli (3 tallos, sin flores)

Cómo se prepara

- Verter el aceite en una sartén y colocar sobre una hornalla a fuego medio/alto. Incorporar el tofu y cocinar de cada lado durante aproximadamente 5 minutos hasta que estén dorados.
- Utilizando aceite en aerosol, lubricar una olla de cocción lenta de al menos 2,83 Lts. y añadir el tofu.
- Agregar la cebolla, el jengibre y el ajo y cocinar durante 3 minutos. Añadir el resto de los ingredientes y calentar bien. Colocar todo en la olla de cocción lenta.
- Tapar la olla y cocinar durante al menos 3 horas a fuego alto.
- Pasadas 3 horas de cocción, incorporar el resto de los vegetales y revolver bien. Cocinar una hora más.
- Sazonar a gusto, servir caliente y disfrutar.

Gumbo

Esta receta rinde 4 porciones y precisa alrededor de 20 minutos de preparación y 8 horas de cocción a fuego bajo.

Qué contiene
- Sal (a gusto)
- Pimienta negra (a gusto)
- Salsa picante (a gusto)
- Laurel (1 hoja)
- Especias cajún (1 Cda.)
- Quimbombó (en rodajas, 1 taza)
- Zucchini (cortado en semicírculos, 1 unidad)
- Champiñones blancos (en cuartos, 225 grs.)
- Frijoles colorados (escurridos, 425 grs.)
- Tomate (en cubos, 400 grs.)
- Caldo de vegetales (2 tazas)
- Harina (2 Cdas.)
- Ajo (picado, 3 dientes)
- Apio (picado, 2 tallos)
- Pimiento verde (picado, 1 unidad)
- Cebolla amarilla (picada, 1 unidad)

- Aceite de oliva (2 Cdas.)

Cómo se prepara

- Verter la mitad del aceite en una sartén y colocar sobre una hornalla a fuego medio/alto. Incorporar el ajo, el apio, el pimiento verde y la cebolla y cocinar durante 7 minutos.
- En una olla de cocción lenta de al menos 3,78 Lts. colocar los vegetales cocidos.
- En la sartén verter el resto del aceite y agregar la harina. Cocinar durante 4 minutos, revolviendo bien. Añadir el caldo y llevar a hervor. Luego, verter en la olla de cocción lenta.
- Añadir el resto de los ingredientes en la olla, tapar y cocinar durante al menos 8 horas a fuego bajo.
- Sazonar a gusto, servir caliente y disfrutar.

Frijoles horneados al bourbon

Esta receta rinde 8 porciones y precisa alrededor de 15 minutos de preparación y

16 horas de cocción a fuego bajo.

Qué contiene
- Sal (a gusto)
- Pimienta negra (a gusto)
- Vinagre de manzana (1/4 taza)
- Aceite de oliva (1/4 taza)
- Melaza (1/4 taza)
- Mostaza (1/4 taza)
- Ketchup (1/4 taza)
- Agua (1 taza)
- Azúcar morena (1 taza)
- Salsa barbacoa (1 taza)
- Jarabe de maple (1 taza)
- Bourbon (1 taza)
- Frijoles blancos (previamente remojados, 500 grs.)

Cómo se prepara
- Combinar todos los ingredientes en una olla de cocción lenta de al menos 3,78 Lts. y revolver bien.
- Tapar la olla y cocinar durante al menos 16 horas a fuego bajo.
- Sazonar a gusto, servir caliente y disfrutar).

Espaguetis veganos

Esta receta rinde 4 porciones y precisa alrededor de 5 minutos de preparación y 2 horas de cocción a fuego alto.

Qué contiene
- Cebolla frita en tiras (170 grs.)
- Espinaca (285 grs.)
- Ajo (1/4 cdta.)
- Perejil (2 Cdas.)
- Albahaca (picada, 3 tazas)
- Tomate (en cubos, 3 tazas)
- Champiñones blancos (en rodajas, 5 unidades)
- Pimiento colorado (picado, 1 unidad)
- Ajo (picado, 2 dientes)
- Cebolla (en cubos, 1/2 unidad)
- Pimiento verde (picado, 1 unidad)
- Agua (2 tazas)
- Espagueti (1/2 paquete)

Cómo se prepara
- En una olla de cocción lenta de al menos 2,83 Lts., combinar todos los ingredientes excepto la pasta, el perejil y la albahaca. Tapar y cocinar durante

30 minutos a fuego bajo.
- Luego, llevar a fuego alto y cocinar 90 minutos más. Cuando falten 20 minutos para finalizar la cocción, añadir la pasta y 15 minutos después el perejil y la albahaca.
- Sazonar a gusto, servir caliente y disfrutar.

Estofado vegano

Esta receta rinde 8 porciones y precisa alrededor de 10 minutos de preparación y 4 horas de cocción a fuego alto.

Qué contiene
- Sal (a gusto)
- Pimienta negra (a gusto)
- Champiñones blancos (en rodajas, 1/2 taza)
- Queso vegano (250 grs.)
- Sopa crema de hongos (300 grs.)
- Agua (2 y 1/2 tazas)
- Mezcla de arroz silvestre (170 grs.)
- Apio (en rodajas, 3 tallos)
- Cebolla amarilla (picada, 2 unidades)

Cómo se prepara

- En una olla de cocción lenta de al menos 3,78 Lts., agregar la cebolla, el apio, el arroz, la sopa crema de hongos, el queso vegano, los champiñones, la pimienta y la sal y mezclar bien.
- Tapar la olla y cocinar durante 3 a 4 horas a fuego alto.
- Sazonar a gusto con más sal y pimienta, servir caliente y disfrutar.

Conclusión:

Nuevamente, ¡gracias por descargar este libro! Espero haber podido brindarte una amplia variedad de recetas nuevas con las cuales experimentar y también haberte proporcionado mayores conocimientos sobre el maravilloso mundo de la cocción a fuego lento. Ojalá hayas encontrado una buena cantidad de recetas que puedas ir rotando permanentemente en tu hogar. Además, la idea de este libro es permitirte mantener una alimentación vegana, incluso en los días en los que tienes un millón de cosas para hacer al mismo tiempo.

El siguiente paso es dejar de leer y comenzar a planificar una lista de compras para aprovechar todas tus recetas favoritas. Recuerda que seguir el camino del veganismo es una maratón y no una carrera de velocidad; quien mantiene un ritmo lento y constante, gana la competencia.

Parte 2

Capítulo 1. Los Beneficios de Convertirse en Vegano

El veganismo es un estilo de vida que elimina todas las formas de carne y productos animales, particularmente de la dieta, pero también se abstiene de usar otros productos como ropa y artículos de tocador que tengan cualquier ingrediente que se haya obtenido o probado en animales.

La gente elige convertirse en veganos, adherentes del veganismo, por una variedad de razones. Algunos adoptan el veganismo en una manifestación para mejorar su salud y prolongar sus vidas; otros para evitar las alergias relacionadas con los animales y otras condiciones de salud; mientras que otros lo hacen por razones éticas y para apoyar la sostenibilidad del medio ambiente.

El veganismo es sinónimo de innumerables beneficios para la salud

Hoy en día, más y más gente está decidiendo volverse vegana por una excelente razón: para mejorar su salud.
Sin embargo, una vez que decidas volverte completamente vegano, asegúrate de consultar con un nutricionista para asegurarte de que sigues obteniendo grandes cantidades de nutrientes esenciales de tu dieta.

Pregunte también sobre la suplementación. Asegurarse de que su cuerpo esté bien nutrido mejora su sistema inmunológico, lo mantiene mentalmente alerta, equilibra su estado de ánimo y, en general, lo mantiene feliz.

A continuación, se enumeran algunos de los beneficios para la salud de ser vegano:

1. Le harás un favor a tu corazón. Al ingerir sólo alimentos vegetales, usted

reducirá significativamente sus probabilidades de padecer enfermedades cardíacas. La carne procesada y la carne grasosa contienen altos niveles de grasa saturada. Estos alimentos aumentan su nivel de colesterol malo y su corazón estará en mayor riesgo de desarrollar enfermedad coronaria.

2. Disminuirá su riesgo de desarrollar cáncer. El cáncer se ha convertido en una de las principales causas de enfermedad y muerte. Aunque los tratamientos han mejorado las tasas de curación para algunas formas de cáncer, queda mucho por hacer para la mayoría de las formas. La mejor manera de abordar el cáncer sigue siendo la prevención.

Un número de investigaciones han relacionado el cáncer con dietas deficientes. Por lo tanto, consumir más alimentos naturales puede ayudar a proteger su cuerpo contra los ingredientes artificiales que tienen el potencial de ser cancerígenos. Los altos niveles de grasa en la carne están estimulando artificialmente las hormonas que promueven el crecimiento de las células cancerosas.

3. Retrasará la aparición de las cataratas. El desarrollo de cataratas es casi seguro con la vejez. El alto contenido de antioxidantes de las frutas y verduras ayudará a sus ojos a resistir el daño causado por factores biológicos y ambientales.

4. Promoverá el crecimiento de una **piel más saludable**. Los alimentos vegetales y los alimentos a base de plantas contienen los niveles más altos de vitaminas A, C y E, minerales esenciales y oligoelementos, y antioxidantes que ayudan a aumentar la hidratación de la piel, a acelerar la renovación celular de la piel y ayudan a las células de la piel a combatir los efectos del envejecimiento causados por los radicales libres.

5. Será capaz de controlar mejor su peso. Sacar la carne de su dieta le ayudará a eliminar las grasas, el colesterol y las calorías no saludables de su dieta que hacen que usted se abulte. Cambiar a una dieta vegana le ayuda a hacer que cada consumo de calorías cuente.

El veganismo apoya los derechos de los animales

La crueldad con los animales se ha convertido recientemente en un tema muy debatido, dado el amplio reconocimiento público de que los animales también tienen derechos. Algunos perciben que el uso de animales como alimento o como ingrediente de otros productos es poco ético e inaceptable.

Al abstenerse de la carne animal y boicotear productos hechos con animales como materias primas o sujetos de prueba, los veganos que abogan por los derechos de los animales creen que están contribuyendo en gran medida a la eliminación de la crueldad hacia los animales.

El veganismo mantiene la estabilidad ambiental

¿Sabía que eliminar la carne y los productos cárnicos de su dieta es una de las mejores maneras de reducir significativamente su huella de carbono durante su vida?

La producción de cualquier producto animal implica largos y complejos procesos de fabricación que dejan una pesada carga sobre el planeta. El agua usada para criar y procesar animales, la gasolina usada para transportarlos de la granja al mercado, la contaminación generada en el procesamiento de animales y productos de animales, son sólo algunos de los muchos recursos naturales que usted ayudará a conservar y proteger si se vuelve vegano.

Capítulo 2. Convertirse en vegano de una manera saludable

Emplear una dieta vegana saludable requiere una planificación y preparación cuidadosa. Eliminar los productos cárnicos de su dieta reducirá en gran medida sus riesgos de desarrollar muchas enfermedades crónicas de por vida. Sin embargo, una dieta estrictamente vegana tiene el potencial de hacerle perder muchas clases de vitaminas, minerales y otros nutrientes que, a su vez, pueden resultar en deficiencias y mala salud.

Planifique su dieta vegana

Planear tu dieta vegana puede llegar a ser muy complicado al principio, pero constantemente se vuelve fácil de preparar a medida que te acostumbras más y más a comer plantas y alimentos a base de plantas solamente.

Ya es bastante difícil comenzar con una dieta vegana, sin embargo, es aún más difícil mantenerla. Para empezar y ayudarte a mantener una dieta vegana, debes poder seguir disfrutando de tu comida, seguir obteniendo toda la nutrición esencial que necesitas, y saber que la comida vegana está disponible y dónde está.

A continuación, te damos algunos consejos para que los consideres una vez que hayas decidido volverte vegano:

- Pregúntese:"¿Por qué me estoy volviendo vegano?" Sus razones tienen que ser lo suficientemente convincentes para que usted crea lo que sus propios pensamientos le están diciendo. De lo contrario, será tan fácil darle la espalda al veganismo y volver a las viejas costumbres. Saber la verdadera razón por la que estás dando el gran salto de ser vegano no sólo te ayudará a empezar, sino que también te mantendrá en ello. Más importante aún, conocer tus razones te ayudará a establecer tus metas para convertirte en vegano.

- Consulte con su médico. Cualquier dieta restrictiva, incluyendo el veganismo, puede ser potencialmente dañina para su salud si no se maneja bien. El veganismo no es para todos. Es necesario que usted visite a su médico para asegurarse de que está en buena forma para ser vegano. Por otra parte, no todos los médicos tienen una buena comprensión del concepto de veganismo y pueden pensar que una dieta **estrictamente vegana** puede hacer más daño que bien a su salud. Trate de encontrar médicos que conozcan y entiendan el veganismo antes de programar una cita.

Discuta su historial médico con su médico para que esto pueda ser tomado en consideración. Ya que es particularmente importante para las personas que tienen antecedentes de anemia y otras afecciones similares. Algunas condiciones pueden simplemente requerir suplementos adicionales para permitir el cambio a una dieta vegana.

- Considera qué plantas y alimentos a base de plantas disfrutas y asegúrate de incorporar muchos de estos en tu dieta vegana. No se puede enfatizar demasiado bien que, para poder seguir una dieta vegana, tendrás que disfrutar de lo que estás ingiriendo en primer lugar.

No quiere decir que deba abstenerse de probar otros alimentos. De hecho, es altamente recomendable que empieces a explorar otros alimentos y recetas certificadas por veganos para que puedas tener más platos e ingredientes entre los que elegir.

Comer una variedad de alimentos ayuda a asegurar que esté obteniendo el alimento que su mente y cuerpo necesitan para mantenerse saludables.

- Conozca los datos nutricionales de cada planta y producto a base de plantas. Una vez que sepa qué pueden comer los veganos, comience a familiarizarse con el **contenido nutricional** de cada porción de su comida natural favorita. Se necesita mucho tiempo para acostumbrarse, pero la práctica siempre hace al maestro.

Qué nutrientes necesitan más atención

Al igual que todos los demás, usted necesita asegurarse de que está obteniendo la cantidad correcta de vitaminas y minerales de una combinación de alimentos y suplementos vegetales. Preste especial atención al contenido de vitamina B12, calcio, ácidos grasos, yodo, hierro y proteínas de tus platos veganos, ya que no demasiados productos vegetales y a base de plantas pueden proporcionarte la cantidad diaria correcta de estos nutrientes. La mayoría de los cuales son esenciales para la reparación y producción de células, sangre, huesos y hormonas reguladoras.

La mayoría de los veganos suelen recurrir a los suplementos de vitamina B12 para evitar la anemia. Están tomando 10mcg de suplementos B12 diarios o semanales con 2000mcg. Sin embargo, si desea obtener B12 solo de los alimentos, deberá comer alimentos fortificados, 2-3 veces al día o **vegetales marinos** como algas, dulse y nori.

Para obtener la cantidad adecuada de calcio, debe concentrarse en las verduras de hojas de color verde oscuro. Por lo tanto, usted necesitará comer levadura de cerveza, espárragos, melaza, repollo, brócoli, algas, y otros. El calcio es crucial para la salud de los huesos. Ya que reduce el riesgo de **osteoporosis.**

Los ácidos grasos esenciales son aquellos que el cuerpo no puede producir, y usted necesitará obtenerlos de los alimentos que consume como semillas de cáñamo, soja, nueces y algunos vegetales de hojas verdes. Comida vegetariana llena de yodo - semillas de lino, soya, vegetales crudos como coles de Bruselas, brócoli, repollo y coliflor. Aun así, es posible que necesite tomar suplementos que protejan su glándula tiroides, pero tendrá que tener cuidado de tomarlos sólo dentro de los **niveles recomendados**.

El hierro se puede encontrar fácilmente en los alimentos a base de plantas siempre y cuando usted incorpore regularmente verduras de hoja verde, algas, dulse, frijoles de llama, arroz, calabazas y frutas secas de su dieta. Además, usted podrá obtener la cantidad correcta de proteína al día, 50 gramos, a través de la comida vegetariana. Para obtener **proteína** en su sistema, usted necesitará comer legumbres, nueces y semillas diariamente.

Capítulo 3. Adopte su nuevo estilo de vida

Cuando te conviertas en vegano es importante que te lo tomes con calma. Los cambios abruptos en su dieta pueden darle un **shock** a su sistema. Su cuerpo está acostumbrado a comer carne, productos lácteos y huevos. Si usted deja de comer inmediatamente estos alimentos, puede hacer que sienta síntomas de abstinencia, más comúnmente dolores de estómago y vómitos. **Elimine** los alimentos no vegetales de su dieta uno por uno.

Puede parecer fácil empezar a comer sólo alimentos de origen vegetal, pero no lo será si te apresuras a comerlos y si has disfrutado comiendo alimentos de origen animal. Es por eso que usted necesita aprender a crear nuevos hábitos alimenticios saludables.

Escuche a su cuerpo

Aprenda cómo su cuerpo puede tomar los cambios en los alimentos. Es diferente para cada persona. No fuerce el cambio y obtenga la mejor orientación que pueda. Lo que significa, ante todo, estudiar qué alimentos a base de plantas pueden proporcionarle los **nutrientes vitales** antes de ir de compras. Comience a comprar más comida vegana, pero también compre carne, productos lácteos y huevos, pero en menor cantidad.

Comience por **reducir la ingesta de carne**. Pruebe esto por unos días o una semana. Cuando usted sienta que finalmente puede empezar sin carne entonces, ese es el momento perfecto para eliminar completamente la carne de su dieta. Luego, elimine los productos lácteos y otros productos de origen animal de su dieta.

Lea las etiquetas de los ingredientes

Es un poco más difícil para los veganos hacer una elección de comida en comparación con los vegetarianos. Los vegetarianos pueden elegir seguir comiendo lácteos, leche y pescado, pero, como vegano, usted sabe que no puede comer queso o huevos porque son productos de origen animal. Esto significa que usted necesita tener más cuidado cuando se trata de elegir alimentos y necesita empezar a leer las etiquetas de los ingredientes. Hacer un hábito de examinar cuidadosamente las etiquetas de los alimentos evitará que usted ingiera accidentalmente alimentos que no sean veganos.

Vuelva a abastecer su cocina

Ha llegado el momento de deshacerse de todos los productos de origen animal de su cocina e ir a comprar alternativas veganas.

Compre algunos **refrigerios veganos** para que cuando su barriga gruñe en medio de la noche, no tenga que preocuparse por qué comer. Sin embargo, la comida verdaderamente vegana generalmente no puede almacenarse durante largos períodos de tiempo. Tanto como puedas, consígalos frescos del mercado antes de servirlos a la mesa. De esa manera, siempre estarás consumiendo la comida vegana **más saludable:** ¡frutas y verduras!

Empiece a cocinar

Ahora, como eres vegano, la mayoría de la comida preparada, que puedes comprar, están prohibidos. Esto significa que usted necesitará tener tiempo libre para cocinar cada día. Si nunca ha cocinado antes, no se asuste. Verás que es muy interesante, especialmente preparar comidas veganas.

Su comida estará llena de color, y la comida vegana es muy deliciosa y fácil de preparar.

Usted puede tomar cursos de cocina, o

puede ver videos que le ayudarán a aprender lo básico. Una vez que conozcas lo básico, puedes comprar algunos libros o conseguir algunos gratis en línea para obtener recetas que serán las mejores para tu **dieta vegana diaria**.

Ame su vida vegana y comparta los beneficios con los demás

Comprométase a ser vegano y dedique tiempo y esfuerzo al proceso de convertirse en uno. Una vez que haya hecho con éxito ese cambio al veganismo, comparta las buenas noticias de volverse vegano a su familia y amigos.

Ellos pueden ayudarte y animarte a que continúes caminando por el camino que has tomado como vegano. **Deje de comprar** cualquier producto que tenga origen animal o que sea derivado de alguno de ellos - ¡ni siquiera su lápiz labial merece una excusa!

Capítulo 4. 20 Deliciosas Recetas de la Dieta Vegana

Casi todas las recetas veganas son muy fáciles y rápidas de preparar. Los vegetales no necesitan mucho tiempo para ser cocinadas. Así que, una vez que seas vegano, tendrás más tiempo para invertir en otras cosas también - ¡bienvenido, **un beneficio extra** para una persona ocupada como tú!

A continuación, hay **20 deliciosas recetas veganas** para mantener las cosas emocionantes para su paladar:

Salsa para Pasta Alfredo

Esta deliciosa y saludable receta es simple y se prepara en sólo un par de minutos. Se puede utilizar para cualquier pasta y guisos. También puede ser untado sobre vegetales para darle ese sabor extra. Simplemente mezcle todos los ingredientes en una licuadora y listo.

Ingredientes:
2-3 dientes de ajo (opcional)
½ cucharadas de pimentón
1 taza de leche de soja
¼ taza de levadura - nutricional
1 cucharada de tahini
2 cucharadas de mostaza
1 pizca de nuez moscada molida
1/3 Anacardos crudos sin sal
1 cucharada de jugo de limón fresco
3 cucharadas de salsa de soja
2 cucharadas de margarina balanceada
Pimienta negra según su gusto

Simplemente agregue todos los ingredientes en una licuadora y luego licúelos hasta que la mezcla esté suave. Si va a utilizar la salsa para pasta, hierva y luego escurra la pasta, luego, viértala en la olla con la salsa. Revuelva suavemente para cubrir la pasta y, una vez que hierva, retire la sartén del fuego.

Panqueques veganos
¡Una vez que hayas probado esta receta,

jurarás que has probado el mejor panqueque de tu vida! He aquí cómo hacer estos panqueques:

Ingredientes:

3 cucharadas de puré de papas (esto reemplaza a 1 huevo)
1 cucharadita de vainilla
1 taza de leche de soya
2 cucharadas de aceite vegetal
2 cucharaditas de polvo de hornear
3 cucharadas de azúcar
½ cucharadita de sal
1 taza de harina para todo uso

Mezcle los ingredientes acuosos en un bol. En otro recipiente, mezcle todos los ingredientes secos. Luego, vierta la mezcla húmeda en el tazón que contiene los ingredientes secos mientras mezcla lentamente la mezcla húmeda y la seca. Mezcle hasta que esté suave. Precaliente la sartén y coloque el cucharón lleno de la mezcla para panqueques. Cuando el panqueque empiece a hacer burbujas en la parte superior, voltéela y cocínela por el otro lado hasta que esté dorada. Puede servirlo con jarabe de arce y mantequilla vegana para untar.

Carbonara de aguacate

El aguacate hace maravillas, especialmente cuando es cremoso. Pero mucha gente olvida lo bien que se puede usar para la salsa. Una vez que leas esta receta, te pondrás de pie y la cocinarás de inmediato.

Ingredientes:

1 Aguacate maduro (mediano)
Jugo de un limón y la ralladura
2 ó 3 dientes de ajo
Sal al gusto
¼ taza de hierbas frescas (se puede usar perejil y albahaca)
2 cucharadas de aceite de oliva
1/3 taza de nueces tostadas y picadas
Pimienta al gusto
Para adornar perejil fresco

Pasta

Empieza por cocinar la pasta. Mientras la pasta está hirviendo, ponga el jugo de limón, el aceite de oliva y el ajo en una licuadora y mezcle hasta que la textura sea suave y consistente. Luego agregue los ingredientes restantes, excepto la pimienta, el perejil, las nueces, la cáscara y la pasta. Cuando la pasta esté cocida, lávela inmediatamente con agua fría para evitar que la pasta se sobre cocine y luego añádala a la salsa.

Antes de servir este plato, adórnelo con pimienta, perejil fresco, ralladura de limón y nueces. ¡Disfrute!

Estofado de maní

Este guiso es ideal para el almuerzo, y no podrá dejar de comerlo porque tiene un gran y único sabor.

Ingredientes:

1 taza de Arroz seco
1 lata de tomates triturados
1 lata de garbanzos
1 taza de mantequilla de maní - extra crujiente
½ cucharadita de tomillo
½ Cebolla mediana, picada gruesa

Cocine el arroz en una olla. Pique la papa, remójela en agua durante unos minutos y luego envuélvala en una toalla de papel. Coloque la papa en el microondas y deje que se cocine durante unos cuatro minutos a rango medio-alto. La papa resultante debe ser blanda. En una olla engrasada, coloque ½ cebolla picada. Añada el resto de los ingredientes, tape la sartén y deje cocer durante 15 minutos a fuego lento. Luego sirva el guiso sobre el arroz.

Sopa de papa

Esta receta de sopa de papas es fantástica. Puedes hacer muchas variaciones para modificar el sabor cada vez que la haga. Aquí está la receta básica.

Ingredientes:

2 Patatas
½ Cabeza de repollo
4 dientes de ajo
Cebollín
Pimienta negra y sal al gusto
4 tazas de caldo vegetal

Pique las patatas y hiérvalas en el caldo de verduras. Pique el repollo y los cuatro dientes de ajo. Mezcle ambos ingredientes con el caldo. Agregue sal y pimienta al gusto. Cocine a fuego lento durante 30 minutos o hasta que el repollo esté blando. Sirva la sopa con cebollín picado

Ensalada de Vitaminas

Whenyouneedsomething to giveyousomeenergy, thisistheperfectdishforyou. Load up withsomethingheavenlyyummy and yetloadedwithvitamins to giveyourbody and mindthat extra boostitneeds to functiononovertime.

Cuando necesites que algo te dé energía, este es el plato perfecto para ti. Recárguese con algo delicioso y celestial por lo que seguro estamos que, Ensalada de vitaminas ledará a su cuerpo y mente ese impulso extra que necesita para funcionar en el tiempo extra.

Ingredientes:

- 1 remolacha mediana
- 3 zanahorias medianas
- 1 repollo pequeño
- 2 manzanas verdes medianas
- 1 cucharada de aceite de oliva
- 1 cucharada de vinagre balsámico o jugo

de limón
- 1 cucharadita de sal

Pique todos los ingredientes o rállelos. Añada el aceite de oliva, el vinagre balsámico y la sal. Mezcle bien. Puede enfriar durante media hora antes de servir.

Verduras de verano al horno

Haveyouthoughtabouthaving a veganmealthat can be preparedonlybythreemainingredients?
Well, hereitis. Once you try thisrecipe, you'regoing to want to sinkyourteethintoitover and overagain!
¿Has pensado en tener una comida vegana que sólo puede prepararse con tres ingredientes principales? Bueno, aquí está. Una vez que pruebe esta receta, ¡querrá hundir sus dientes una y otra vez!

Ingredientes:

4 tomates

6 pimientos verdes o rojos
2 berenjenas medianas
Sal al gusto
3 dientes de ajo, picados en trozos grandes
1 cucharadita de orégano

Coloque los tomates y los pimientos en una sartén. Pele las berenjenas, córtelas por la mitad y añádalas a la sartén. Hornee los tomates, los pimientos y las berenjenas en una sartén. Una vez que los pimientos estén ligeramente tostados y crujientes, saque la sartén del horno. Pele los tomates y los pimientos. Pique los pimientos, los tomates y la berenjena, añada la sal, el ajo y el orégano. Triturar todo hasta que la mezcla esté consistente y bien mezclada.

Vegetales mixtos horneados

Ingredientes:

1 cebolla grande
2 berenjenas medianas

2 calabacines medianos
2-3 patatas
2 tazas de brócoli picado
1 lata de salsa de tomate
2 tazas de okras picadas
Sal y pimienta al gusto
Fría la cebolla picada hasta que se ablande y luego agregue todos los ingredientes excepto la salsa de tomate. Todos los ingredientes deben cortarse en trozos pequeños. Después de 15 minutos, freír, agregar la mezcla de salsa de tomate y colocarla en una sartén y hornear por 30 minutos.

Coliflor frita

1 coliflor mediana
2 tazas de cerveza ligera
1 taza de harina todo uso
1 taza de harina de maíz
1 cucharada de polvo de hornear
Pimienta y sal al gusto

Corte la base de la coliflor para que las ramas pequeñas estén separadas unas de otras. Hierva la coliflor durante 15 minutos, con cuidado de no cocinarla demasiado. Mientras se cocinan, agregue la cerveza ligera, la harina todo uso, la harina de maíz, el polvo de hornear y la pimienta y la sal en otra sartén. Mezcle bien. Cuando la coliflor esté hervida, sumerja cada rama en la mezcla. Frialas. Rápido y delicioso.

Estofado de Frijoles Saludables

Ingredientes:

2 tazas de frijoles
1 cebolla grande, finamente picada
1 tomate, cortado en cuartos
1 pimiento verde o rojo, picado en trozos grandes
1 cucharadita de pimiento rojo seco picado
2 dientes de ajo
1 cucharada de aceite vegetal
Sal al gusto

Hierva los frijoles durante 15 minutos. Añada la cebolla, el tomate y el pimiento. Hierva hasta que los frijoles se ablanden al gusto. En otra sartén, agregue el aceite vegetal. Cuando el aceite esté caliente, agregue el ajo y cocine hasta que sude o empiece a dorarse. Retire la sartén del fuego, añada el pimiento rojo seco picado y mézclelo bien. Retire la olla con los frijoles y añadir la mezcla y cúbrala durante cinco minutos.

Espinacas con Arroz

Ingredientes:

4 tazas de espinacas picadas
1 taza de arroz blanco
1 cucharada de aceite vegetal
Sal al gusto
1 cebolla

Pique la cebolla y fríala. Cuando esté dorada, añada las espinacas picadas y la sal y continúe la cocción durante 10 minutos. Añada el arroz y retire del fuego.

Coloque la mezcla en una sartén. Agregue agua hasta que la mezcla esté completamente cubierta. La comida estará lista cuando el arroz esté cocido.

Ensalada de lentejas

Ingredientes:

1 diente de ajo, picado
2 cucharadas de cebolla picada
¼ taza de cilantro, picado
2 tomates, cortados
1/2 cucharadita de jalapeño, picado
2 cucharadas de jugo de limón
1 taza de lentejas germinadas
2 cucharadas de vinagre de manzana
2 cucharaditas de aceite de oliva
Sal marina al gusto

Añada todos los ingredientes en un bol. Mézclelos bien. Añada sal marina al gusto. Esta receta puede prepararse con anticipación y guardarse en el refrigerador.

Batido Verde

Ingredientes:

½ taza de uvas verdes
½ manzana pelada, cortada en trozos
1 cambur
2 tazas de espinaca
½ taza de té verde
1 rodaja de jengibre
½ taza de cubitos de hielo

Coloque todos los ingredientes en una licuadora. Licúelos hasta obtener una textura suave.. ¡Delicioso!

Curry Vegetal

Ingredientes:

Aceite de oliva para cocinar
1 cebolla, rebanada
2 dientes de ajo machacados
1 cucharada de jengibre fresco rallado

1-3 tazas de verduras frescas y picadas que te gusten
2-3 cucharaditas de pasta de curry
Sal al gusto
1 14 oz de leche de coco
Puñado de col rizada fresca (sin tallos)

Saltee las cebollas durante 3 minutos y luego añada el jengibre y el ajo durante 1 minuto más. Inserte los vegetales que eligió usar y cocine por unos minutos más. Agregue las verduras restantes, así como la pasta de curry, la leche de coco y la sal. Cocine hasta que la salsa se espese. Sazone con sal y pimienta y añada la col rizada y cueza unos minutos más. Sirva sobre el arroz inmediatamente.

Ensalada de limón

Ingredientes:

1 Mango sin semillas, cortes de ½ pulgada
1 Limon Meyer

1 Piña
½ Copos de coco sin azúcar, tostados

Mezclar todos los ingredientes y ya está listo.

Batido

Ingredientes:

½ taza de leche, no láctea
1 cambur congelado cortado en trozos
1 taza de cerezas, congeladas
1 cucharada de agave
2 cucharadas de cacao en polvo, sin azúcar
2 cucharaditas de cristales de café instantáneo
2 cucharadas de mantequilla de maní o almendras

Vierta todos los ingredientes en una licuadora. Licuarlos hasta que estén suaves. Agregue cacao en polvo, manteca de nueces o café al gusto.

Ensalada de almendras y col rizada

2 cucharadas de chalotas picadas
1 ½ cucharadas de aceite de oliva
2 cucharaditas de jugo de limón
2 cucharaditas de mostaza
¼ pimienta negra molida
1/8 de sal kosher
1 diente de ajo picado
½ libra de coles de Bruselas, en pequeñas rodajas
1 taza de col rizada picada y cocida al vapor
¼ almendras, en rodajas

Mezcle todos los ingredientes y servir.

Sopa de guisantes

Ingredientes:

2 tazas de guisantes
1 aguacate
1 ½ tazas de leche de almendras
1 cebolla, pequeña
Sal y pimienta al gusto

Ponga a un lado media taza de guisantes. En una licuadora, mezcle el resto de los ingredientes hasta que queden muy suaves. Añada la pimienta y la sal al gusto. Colóquelo en un bol y cúbralo con la cebolla picada y los guisantes restantes.

Desayuno Refrescante de Acaí

Ingredientes:

7 onzas de Acaí congelado
1 taza de frutas mezcladas congelada
1 cambur
¼ taza de granola
¼ taza de bayas frescas
¼ Banana rebanada
Menta fresca

Rompa el Acaí cuando esté congelado en trozos grandes. En el procesador de alimentos, agregue el Acaí, el plátano y la fruta congelada. Transfiera la mezcla a un recipiente y añada la fruta fresca y la granola. Adorne con un poco de menta fresca.

Batido de jengibre y coco

¼ taza de copos de coco secos, sin azúcar
1 cambur congelado
1 taza de agua de coco
1 cucharada de jengibre fresco picado

Mezcle todos los ingredientes hasta que estén muy suaves y sirva inmediatamente.

Capítulo 5. Manténgase Vegano

No hay duda al respecto: en un mundo que es mayormente carnívoro y donde los animales son ampliamente mercantilizados, hay que encontrar la fuerza para permanecer vegano.

Entrena tu mente vegana

Permanecer vegano comienza con un poder de voluntad incorruptible. Por lo tanto, la batalla comienza dentro de tu cabeza. A continuación, se presentan algunos consejos rápidos y sencillos que puedes seguir para mentalizar tu mente vegana:

- Ponga pequeñas notas y recordatorios a su alrededor de que usted ha hecho el cambio vegano y que ha elegido la manera vegana ---y que tiene la intención de mantenerse así.

- Recuérdate constantemente que te

volviste vegano por una razón. Saber la razón por la que decidiste volverte vegano también te ayudará a mantenerte vegano si sólo te lo recuerdas a ti mismo todos los días.

Únase a un grupo vegano

Si no tienes amigos que ya hayan abrazado el veganismo, trata de identificar un grupo vegano ubicado en tu área.

Será más fácil hacer el cambio vegano si tienes personas con las que puedes identificarte, sobre todo si tienen más experiencia convirtiéndose en veganos.

Puedes consultar a este grupo sobre los retos que sin duda enfrentarás mientras aprendes a amar tu estilo de vida vegano. Ellos le pueden dar consejos sobre dietas que están disponibles para usted, e incluso señalarles lugares que sirven comidas estrictamente veganas. Pueden ser una gran fuente de aliento siempre que te sientas tentado a volver a tus costumbres no veganas.

Organice una fiesta vegana

Haga una fiesta que todos recuerden, por supuesto, una fiesta vegana. Invite a todos tus amigos, veganos y **omnívoros** (no veganos), a que vengan, pero asegúrate de que entiendan que sólo les servirás platos auténticamente veganos.

Pídele a tus amigos veganos que traigan o cocinen platos veganos para la fiesta. No sólo estarás aprendiendo y disfrutando de nuevas y sabrosas recetas vegetarianas, sino que también presentarás a tus amigos no veganos el estilo de vida vegano. Quién sabe, tal vez conviertas a uno de ellos en vegano.

Prepárese cuando viaje

Antes de salir a la carretera, asegúrese de tener todo lo que puedas necesitar, por supuesto, asegúrate de traer sólo comida y cosas veganas. Lo que sucede con el estilo de vida vegano es que mientras lo natural está fácilmente disponible a tu alrededor, puede que no esté fácilmente disponible para su compra en tus tiendas, restaurantes y tiendas de conveniencia habituales.

Es mejor tener todo lo que necesita a su alcance para no tener que **comprometerse** con una alternativa que no sea vegana y sentirse mal por ello más tarde.

Elija su restaurant

Cuando quieras salir a almorzar o cenar, asegúrate de comprobarlo antes del día-d para asegurarte de que sea vegano. Lea las críticas, pregúntale a tus amigos y llama al restaurante.

Si no puede encontrar **un restaurante**

auténticamente vegano en su área, siempre puede llamar o visitar, pedir el menú, y preguntar al chef o al cocinero si puede cocinar o convertir el plato en una alternativa vegana sólo para usted.

Incluso puedes empezar una cálida amistad con el chef, y lo mejor es que ¡puedes pedirle su opinión sobre cómo convertir un plato vegano ordinario en una delicia extraordinaria!

Que los que odian odien

No dejes que las personas que están en contra del estilo de vida vegano cambien tu opinión sobre el veganismo. Tendrán cientos de razones por las que no deberías ser vegano. Déjalos en paz. Sólo asegúrate de que te dejen ser quien tú quieres ser también.

Mantente concentrado. La gente siempre tendrá algo que decir. Permítales tener sus opiniones, y permítase tener derecho a las suyas, apéguese a ellas.

Conclusión

¡Gracias de nuevo por descargar este libro!
Los veganos desde hace mucho tiempo afirman que una vez que te vuelvas vegano y realmente lo aceptes, nunca retrocederás o incluso extrañarás ligeramente tu vida antes de **convertirte al veganismo.** Espero que este libro les haya dado la fuerza de voluntad necesaria para elegir el veganismo y vivir un estilo de vida vegano.

Convertirse en vegano es una de las decisiones más grandes que has tomado en tu vida. Te hará mucho más saludable y tendrás mucha más energía.

El veganismo no es tan fácil de aspirar ni de lograr.

Las palabrerías no le darán resultados positivos ni ningún grado de satisfacción.

Necesitas hacer una revisión de tu mente, **tu espíritu** y tu cuerpo para convertirte verdaderamente en un auténtico vegano y mantenerte en ello durante toda la vida.

Cuando los desafíos empiecen a ser insoportables, sigue recordándote las razones por las que el veganismo es la elección correcta. Sin embargo, usted es igualmente responsable de asegurarse de que está tomando las decisiones correctas como vegano---observe lo que come más de cerca para que pueda mantenerse saludable a pesar de la dieta restrictiva altamente vegana; estudie bien sus alternativas; y, siempre tome decisiones informadas que realmente lo hagan vegano en todos los sentidos.

¡Gracias y buena suerte!

www.ingramcontent.com/pod-product-compliance
Lightning Source LLC
LaVergne TN
LVHW011952070526
838202LV00054B/4908